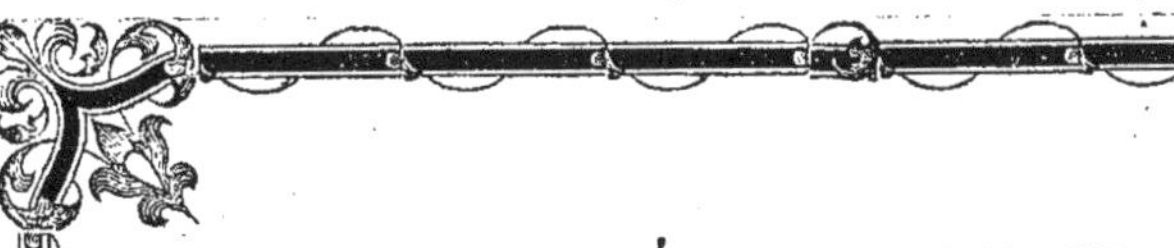

MÉMOIRE

ET

OBSERVATIONS

SUR

L'ACCOUCHEMENT

PRÉMATURÉ ARTIFICIEL,

PAR

le docteur RODENBERG,

médecin-accoucheur.

PARIS,

CHEZ L'AUTEUR, BOULEVART BEAUMARCHAIS, 4,

ET CHEZ LES LIBRAIRES DE LA RUE DE L'ÉCOLE-DE-MÉDECINE.

1852

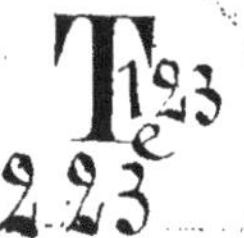

MÉMOIRE

ET

OBSERVATIONS

SUR

L'ACCOUCHEMENT PRÉMATURÉ ARTIFICIEL.

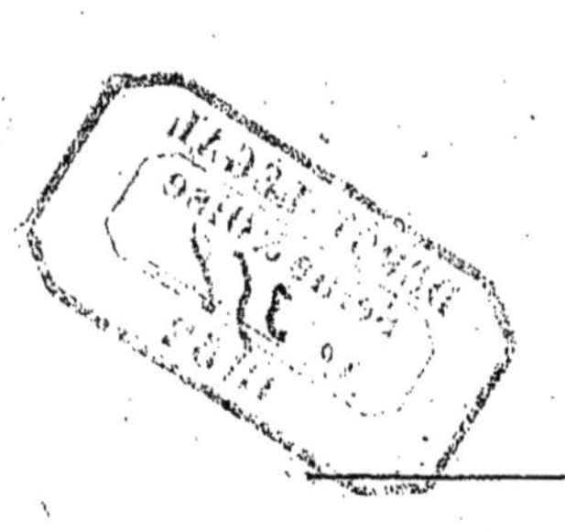

SÈVRES. — IMPRIMERIE DE M. CERF.

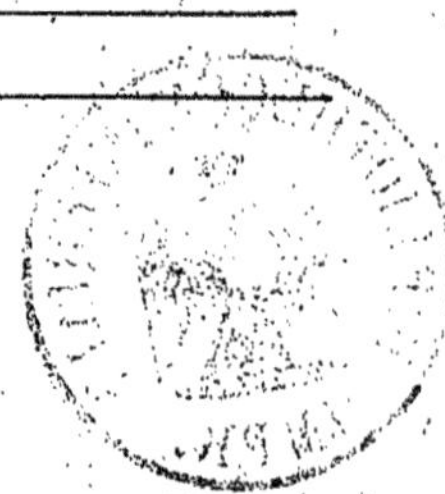

MÉMOIRE

ET

OBSERVATIONS

SUR

L'ACCOUCHEMENT

PRÉMATURÉ ARTIFICIEL,

PAR

le docteur **RODENBERG**,
médecin-accoucheur.

PARIS,

CHEZ L'AUTEUR, BOULEVART BEAUMARCHAIS, 42,

ET CHEZ LES LIBRAIRES DE LA RUE DE L'ÉCOLE-DE-MÉDECINE.

1852

MÉMOIRE

ET

OBSERVATIONS

SUR

L'ACCOUCHEMENT PRÉMATURÉ ARTIFICIEL.

De toutes les opérations obstétricales, il n'y en a pas une qui ait soulevé de plus vives discussions que l'accouchement prématuré artificiel. Depuis peu de temps, en France, la question de la moralité et de l'utilité de cette opération a été résolue d'une manière favorable, malgré la réprobation dont Baudelocque et les disciples de cet illustre maître, l'avaient frappée. Il est vrai de dire qu'elle ne fut pratiquée, pour la première fois, qu'en septembre 1831, par M. Stoltz, professeur à la faculté de Strasbourg, et, qu'à cette époque, la provocation de l'accouchement avant terme était encore considérée comme criminelle.

C'est à l'Angleterre qu'on doit les premières notions sur l'accouchement prématuré artificiel. Une intelligente observation des efforts de la nature devait infailliblement y conduire. Il n'est pas rare, en effet, d'observer chez les femmes qui ont le bassin rétréci dans un ou plusieurs de ses diamètres, quand de précédents accouchements à terme n'ont pu s'effectuer que par l'intervention de l'art et la mutilation du fœtus, qu'un enfant puisse venir vivant au monde, si l'accouchement a lieu quelques semaines avant le terme normal.

C'est *Denman* (1) qui a publié le premier rapport sur l'accouchement prématuré artificiel. Il nous apprend, qu'en 1756, les médecins les plus distingués de Londres se réunirent dans le but d'examiner si la provocation de l'accouchement avant terme offrait des avantages réels, et si cette opération pouvait être approuvée par la morale. Unanimement, ces importantes questions furent décidées par l'affirmative.

Ce fut *Macaulay*, collègue de *William Hunter*, qui, le premier, pratiqua l'opération du part prématuré et avec un succès complet. De ce moment, elle fut acceptée avec empressement, et souvent pratiquée d'une manière très heureuse, par les accoucheurs les plus distingués de l'Angleterre, par *Barlow*, *Merriman*, *Marshall*, *John Clarke*, *Ramsbotham*, *Burns*, et plusieurs autres.

Sur le continent, cette importante opération fut loin d'obtenir d'abord un assentiment général aussi complet. Ce fut *Fr. Ant. Mai* (2) qui, en 1799, la proposa en Allemagne. C'est à lui que le grand mérite d'en avoir posé l'indication et la méthode opérative doit revenir; mais c'est *C. Wenzel*, élève de *Weidmann*, qui le premier la pratiqua, en 1804.

Jusqu'en 1818, l'accouchement prématuré artificiel ne fit pas de progrès sensibles dans ce pays. On s'en occupa sérieusement après les travaux remarquables de *Wenzel* (3) et de *Reisinger* (4), ouvrages dans lesquels la grande utilité et les immenses avantages de cette opération obstétricale sont clairement prouvés, et par un grand nombre d'observations. Ac-

---

(1) *Denman*. Introduction to the practise of midwifery. London, 1795 et 1805.

(2) MAI *Franc*, *Ant*. Prog. de necessitate partus, quandoque præmature vel solo manuum vel et instrumentorum adjuto uso promovendi. *Heidelberg*, 1799.

(3) *Wenzel*. Allgemeine geburtsh. Betrachtungen und über die künstliche Frühgeburt. *Mainz*, 1818.

(4) *Reisinger*. Die künstliche Frühgeburt als ein wichtiges mittel in der Entbindungsk : *Augsburg* und *Leipzig*, 1820.

tuellement, c'est en Allemagne que l'accouchement prématuré artificiel a ses plus zélés partisans.

En Hollande, *Salomon* (1), *Wellenbergh, Vrolik* la pratiquèrent.

En Italie, *Lovati*, *Billi*, *Ferrario*, obtinrent des succès favorables.

En France, où l'opération avait déjà été proposée, en 1778, par *Roussel de Vauzesme,* dans certains cas, comme remplacement de la section césarienne, elle trouva toujours une résistance opiniâtre, et c'est à *Stoltz*, le digne professeur de Strasbourg, qu'appartient tout l'honneur de l'avoir définitivement naturalisée.

Les thèses et les mémoires de MM. *Dubois, Burchardt, Ferniot*, le traité des accouchements par M. *P. Cazeaux*, ont contribué puissamment à faire adopter une pratique qui est appelée à rendre de si grands services à l'humanité.

L'accouchement prématuré artificiel offre l'immense avantage de sauver un grand nombre d'enfants, sans soumettre la vie des mères à des chances réellement fâcheuses ; mais, pour obtenir ces beaux résultats, il est essentiel d'en bien poser les indications et la méthode opérative qui offre le plus d'innocuité pour la mère.

Quoique les rétrécissements du bassin ne soient pas les seules circonstances dans lesquelles on puisse conseiller le part prématuré artificiel, c'est pourtant dans ces cas qu'on y a le plus souvent recours.

En effet, nous en trouvons une indication sûre et infaillible, quand un ou plusieurs accouchements précédents nous ont convaincu qu'un enfant à terme ne peut être expulsé vivant ; mais que l'espace est encore assez large pour permettre le passage d'un fœtus vivant, lorsqu'il est âgé seulement de sept à huit mois.

---

(1) *Salomon*, G. Over het door de kunst vervroegen der verlossingen in naauwe bekkens, etc.

Geneeskundige bydragen van prof. *Pruys v. d. Hoeven*, 1825.

Pour proposer l'accouchement prématuré artificiel, il faut absolument que le plus petit diamètre du bassin offre au moins de 6 centimètres et demi à 7 centimètres, parce que nous savons que la vie du fœtus ne peut être assurée, hors de la cavité utérine, avant la vingt-huitième ou la trentième semaine de la grossesse, et parce que, à cette époque, d'après la moyenne des observations faites à cet égard, par MM. P. Dubois et Stoltz, le diamètre transverse ou bipariétal de la tête du fœtus a une étendue de 6 centimètres et demi à 7 centimètres.

Si le degré de rétrécissement du bassin est plus considérable, il ne sera plus permis de songer à l'accouchement prématuré artificiel, et pour conserver la vie de l'enfant, il ne nous reste que la section césarienne ou la symphyséotomie ; mais l'accouchement prématuré artificiel peut encore être parfaitement proposé quand le plus petit diamètre du bassin a une étendue de 8 centimètres et demi à 9 centimètres et demi, dans les cas où nous sommes certains d'un développement extraordinaire de la tête du fœtus, de la faible réductibilité des os du crâne ; enfin dans les cas où l'expérience nous a prouvé que le bassin ne permet pas l'expulsion d'un enfant à terme et vivant.

En résumé, l'accouchement prématuré artificiel ne peut donc être proposé, que lorsque le plus petit diamètre du bassin offre au moins une dimension de 6 centimètres et demi. Pour les *primipares*, une dimension de 8 centimètres est la limite supérieure de l'opération ; pour les femmes, chez lesquelles l'expérience nous a prouvé la nécessité de l'embryotomie, on peut provoquer l'accouchement avant terme même lorsque le diamètre sacro-pubien est de 9 centimètres et demi.

Ce sont les rapports existants entre les dimensions du bassin et celle de la tête du fœtus qui doivent nous guider dans le choix de l'époque où l'opération doit être faite, et celle-ci ne peut être fixée d'une manière invariable pour tous les cas. Pourtant nous pouvons affirmer que l'époque la plus favorable, surtout pour l'enfant, sera de la trentième à la trente-quatrième semaine de la grossesse. Car il est certain que plus le fœtus séjourne dans la cavité utérine, plus il y a de chances favorables pour la conservation de sa vie extra-utérine.

Nous savons également que les dimensions de la tête du fœtus ne varient pas beaucoup de la trente-deuxième à la trente-quatrième semaine de la grossesse, et que la différence n'offre pas des avantages bien réels pour son passage à travers le bassin vicié.

Ce que nous venons de dire, observons-le, a rapport aux femmes qui ont déjà eu un ou plusieurs enfants. Or, c'est une grave question de savoir comment il faut agir chez les femmes qui sont enceintes pour la première fois.

Faut-il suivre le précepte de *Breit* (1), professeur en matière obstétricale, qui conseille d'agir indistinctement chez les *primipares*, comme chez les *multipares*, du moment que le degré de rétrécissement du bassin est bien constaté ?

Ou faut-il suivre les préceptes donnés par M. P. Dubois, dans sa thèse de concours :

« Si la femme est enceinte pour la première fois, il conviendra d'attendre que sa grossesse soit parvenue à son terme, » que le travail se soit déclaré, et elle se trouvera alors dans » les conditions que j'ai étudiées tout à l'heure. La craniotomie et l'extraction du fœtus s'il est mort, l'application » du forceps ou la symphyséotomie s'il est vivant, tels sont » les moyens qui seront à notre disposition » (2).

La première objection que l'on puisse faire contre la provocation de l'accouchement avant terme chez les femmes qui n'ont pas encore eu d'enfants, c'est, dans les cas où l'on veut avoir recours à la dilatation préalable, la difficulté

(1) *Breit*. Geburtsh : Abhandl : in Archiv für physiol : Heilk : *Stuttgard*, 1848.

7 Jahrg : 2 und 3 heft, pag. 200.

(2) *Dubois* P., dans les différents cas d'étroitesse du bassin, que convient-il de faire? *Thèse de concours*, Paris, 1834, pag. 37.

qu'on éprouvera d'introduire les corps dilatants dans l'orifice utérin ; c'est, dans la méthode opérative sans dilatation préliminaire, le danger que présentent les efforts de l'introduction des instruments piquants qui doivent servir à la ponction des membranes. Chez les femmes qui ont eu des enfants, cette difficulté et ce danger disparaissent entièrement ; car dans le cours du huitième mois le museau de tanche est souvent assez dilaté pour permettre l'introduction de l'extrémité du doigt.

Une autre objection, plus capitale, objection qui est l'objet d'une observation fréquente, c'est que les efforts de la nature seuls suffisent pour terminer l'accouchement d'un enfant à terme et vivant, même avec un degré de rétrécissement bien constaté.

Ainsi nous croyons plus rationnel et plus prudent de se confier dans les efforts de la nature et de ne pas trop se presser de prendre les instruments.

Toutefois, dans un degré de rétrécissement considérable et bien constaté du bassin, nous ne condamnons pas, d'une manière absolue, la provocation de l'accouchement prématuré chez les *primipares,* le succès obtenu par M. Nichet, de Lyon, chez une *primipare* rachitique, la justifie. Mais ce sera toujours une grande difficulté à vaincre que d'obtenir la dilatation de l'orifice utérin, à cause de la rigidité du col ; et, certainement, ce sera aussi une chance de moins pour la conservation de la vie de l'enfant.

Les procédés opératoires, quoique assez nombreux, peuvent se réduire à deux méthodes principales : l'une qui a pour but l'évacuation, soit rapide, soit lente, du liquide amniotique, par la ponction des membranes et avant le développement des contractions utérines ; l'autre par laquelle l'accoucheur se propose de provoquer les contractions de l'utérus avant l'écoulement des eaux de l'amnios.

La ponction des membranes et l'évacuation subite du liquide amniotique a été conseillée par John Clarke.

L'évacuation lente des eaux de l'amnios, après la ponction des membranes à une hauteur élevée dans la matrice, a pour partisans plusieurs célèbres accoucheurs anglais et allemands.

Les procédés opératoires de *Kluge* de Berlin et de *Hamilton* d'Edimbourg, le premier consistant dans la dilatation du col utérin au moyen d'une éponge préparée, le second dans l'introduction du doigt ou d'une sonde mousse au-dessus de l'orifice interne, constituent la deuxième méthode, par laquelle on tâche de provoquer les contractions utérines avant l'écoulement du liquide amniotique.

Il n'est pas douteux que le choix d'un de ces modes d'opérer n'ait de l'influence sur la réussite de l'opération, ni qu'il ne puisse provoquer du danger pour la vie de la mère. Nous avons au contraire la conviction que la réussite et le danger dépendent surtout de la méthode choisie et de la manière dont on l'exécute.

Selon notre opinion, c'est le procédé de Hamilton qui offre le plus de chances de succès. Et d'abord le procédé est simple; ensuite il réussit dans tous les cas, puis il offre la plus grande innocuité pour la mère.

Dans les cas où la longueur du doigt n'est pas suffisante pour atteindre le col utérin, si celui-ci se trouve à une hauteur un peu élevée, et pour pénétrer dans l'orifice interne, afin de décoller les membranes du fœtus à la partie inférieure de l'œuf, on a conseillé de remplacer le doigt par une sonde mousse.

Un accoucheur hollandais, *M. Zuydhoek*, a été le premier qui employa, à cet usage, une bougie ordinaire de cire d'une longueur de 24 centimètres, et d'une grosseur de 5 à 7 millimètres. La bougie doit être introduite et poussée au-dessus de l'orifice utérin interne, entre la surface extérieure des membranes du fœtus et la face interne et antérieure de la matrice, à une hauteur de 16 à 20 centimètres, pour être retirée immédiatement après son introduction.

Dans le but de prouver la supériorité de cette méthode d'opérer, pour la provocation de l'accouchement prématuré, nous pensons que la publication des observations suivantes ne sera pas tout à fait sans intérêt.

A ce sujet, qu'on nous permette de citer notre propre témoignage, car nous avons assisté à la plupart des cas relatés; cas dont l'observation appartient personnellement à M. le docteur L. Lehmann, accoucheur distingué à Amsterdam : mon savant ami a bien voulu approuver l'usage que j'en fais ici dans l'intérêt de la science.

I.

Anna Blom, âgée de trente-six ans, de petite taille, d'une constitution cachectique, enceinte pour la première fois, n'avait pu être délivrée, le 6 septembre 1843, après un travail continu de cinq jours, qu'au moyen de la perforation du crâne et de l'extraction du fœtus.

La cause de cet accouchement laborieux était un degré de rétrécissement considérable du bassin; la distance de l'angle sacro-vertébral à la partie inférieure de la symphyse pubienne (conjugata inclinata) n'était que de 8 centimètres; le doigt pouvait circonscrire parfaitement l'espace du détroit supérieur; l'entrée du bassin était *réniforme* à cause de l'enfoncement intérieur considérable de la symphyse du pubis, et présentait en même temps une forte inclinaison.

Au commencement de janvier 1845, cette femme, enceinte pour la seconde fois, et se croyant grosse de sept mois, l'accouchement prématuré artificiel lui fut proposé à son huitième mois.

L'état général de sa santé était satisfaisant, quoiqu'elle fut bien pauvre et mal logée.

Les pulsations du cœur du fœtus étaient entendues distinctement au moyen du stéthoscope, en bas, en avant et à gauche de la paroi abdominale.

Le 9 janvier l'opération fut commencée par l'introduction d'une éponge préparée à la cire, de la longueur de 8 centimètres, dans le col utérin. Vingt-quatre heures après, la femme éprouvait une réaction fébrile, précédée de légères horripilations et accompagnée de douleurs intermitentes le long du dos, dans les reins et le bas ventre.

Comme les douleurs diminuaient, le 11 janvier une autre éponge, plus grosse, fut introduite; une semblable réaction fébrile, mais bien plus forte, se déclara huit heures après cette introduction. Le travail avançait lentement, avec des douleurs assez irrégulières et sensibles, tandis que le liquide amniotique s'écoulait en petite quantité. L'état fébrile continuait, la sensibilité du ventre, par la pression, augmentait On pratiqua, le 12 janvier, une saignée de 250 grammes.

Un julep nitré fut administré, et le lendemain on le remplaça par une potion au borate de soude. Le soir du même jour, l'accoucheur prescrivait 4 grammes de seigle ergoté en six paquets, à prendre un paquet chaque quart-d'heure. L'utérus, nonobstant ces prescriptions, restait toujours inactif; l'orifice était dilaté de 5 centimètres, et la tête restait immobile sur le détroit supérieur, dans une position occipito-iliaque gauche transversale.

Les symptômes apparents d'une métrite et le danger pour la vie de la mère, nécessitèrent la terminaison de l'accouchement; la tête fut extraite au moyen du forceps, le 15 janvier, le sixième jour après la première application de l'éponge préparée.

L'enfant, du sexe mâle, et d'une longueur de 46 centimètres, était mort. La tête était bien conformée, les os du crâne offraient une grande réductibilité, et le diamètre bi-pariétal était de 6 centimètres et demi.

La femme succomba le 16 janvier à une métrite puerpérale (metritis septica).

II.

Johanna Spits, âgée de trente-sept ans, d'une taille très élevée, avait été délivrée deux fois, au moyen de la perforation du crâne du fœtus, en mars 1842 et en avril 1843.

Le sacrum avait sa base portée en avant et son extrémité coccygienne fortement repoussée en arrière; le bassin était rachitique, il présentait un rétrécissement du second degré. (Par le rétrécissement du bassin au second degré, nous entendons un rétrécissement de 9 centimètres à 6 centimètres et demi). L'arcade pubienne était très ample. L'angle sacro-vertébral proéminent et poussé en bas, n'était pas en face de la symphyse du pubis, mais rejeté à gauche. La distance du promontoire à la partie inférieure de la symphise du pubis était, par cette raison, presqu'égale au diamètre antéro-postérieur, un peu moins de huit centimètres. Les membres inférieurs, par leur courbure, et par la marche chancelante, offraient tous les indices du rachitisme. Dans son enfance, cette femme n'avait commencé à marcher qu'à sa quatrième année.

Enceinte pour la troisième fois, en 1845, elle accepta la provocation de l'accouchement prématuré, qui, déjà, lui avait été proposée pour sa grossesse précédente.

L'état de sa santé était satisfaisant, et lorsqu'elle fut entrée dans le huitième mois de la grossesse, l'opération fut commencée, le 22 février, par l'introduction d'une éponge préparée dans le col utérin. Ce col long de 1 centimètre et demi, était gros et mou, l'orifice interne en était encore fermé.

Les pulsations du cœur du fœtus étaient parfaitement entendues en avant et à gauche de la paroi abdominale. La réaction fébrile, avec ses horripilations, se déclara le lendemain. Les douleurs offraient entre elles de longs intervalles, et étaient accompagnées de dysurie, de ténesmes et d'une sécrétion vaginale muqueuse et sanguinolente.

Le soir, en éloignant l'éponge, les deux orifices étaient ouverts, les membranes peu tendues, et les pieds se présentaient dans une position calcanéo-iliaque gauche antérieure. Les douleurs augmentèrent progressivement d'intensité, le travail s'avança régulièrement et, le 24 février, à une heure après midi, les extrémités inférieures furent expulsées jusqu'aux cuisses. L'extraction de la tête, retenue à l'entrée rétrécie du bassin, causa malheureusement quelque retard, et l'enfant sortit asphyxié. Malgré tous les soins, il ne put être rappelé à la vie. Il était du sexe mâle et d'une longueur de 43 centimètres ; la tête bien ronde, présentait au pariétal gauche une dépression très marquée de l'angle sacro-vertébral, sur lequel il avait porté. Les suites des couches se terminèrent d'une manière toute normale.

En 1848, cette femme devint enceinte pour la quatrième fois, et dans la trente-cinquième semaine de sa grossesse, d'après son calcul, on commençait la provocation du part prématuré en prescrivant les pilules suivantes : ℞. Secale cornut, 6 grammes ; extr. al. aquos., 4 grammes ; extr. liquir. q. s. pour faire 60 pilules ; à prendre trois pilules toutes les deux heures.

Six heures après, de légères douleurs se déclarèrent chaque fois que la femme prenait des pilules, et ces douleurs continuèrent le lendemain sans augmenter ni en nombre, ni en intensité.

Il survint une assez forte diarrhée, accompagnée de dysurie et de ténesmes, ce qui obligea de diminuer la quantité des pilules.

Le 28 avril l'abdomen était abaissé notablement, l'utérus plus dur, le vagin humide, le col utérin plus doux, l'orifice interne, fermé jusqu'à ce moment, était ouvert et l'extrémité du doigt y pénétrait parfaitement. La partie fœtale qui se présentait ne pouvait être distinguée avec certitude Les douleurs, légères, continuaient toujours ; l'accoucheur tâcha de décoller les membranes dans la circonférence de l'orifice utérin interne avec le doigt ; mais ce doigt ne pouvait être introduit à la hauteur nécessaire. Comme l'activité de l'utérus semblait diminuer, comme les douleurs cessaient complètement, le 29 avril, on introduisit par l'orifice une bougie ordinaire de cire, d'une longueur de 24 centimètres, sur 5 millimètres de grosseur, laquelle fut poussée entre les membranes et la paroi interne et antérieure de la matrice, à une hauteur de 16 centimètres, pour décoller les membranes dans une plus grande circonférence et pour irriter en même temps la paroi utérine interne.

La bougie, retirée aussitôt, était teinte de quelques stries sanguinolentes. Quatre heures après, un accès fébrile, accompagné de frissons, terminé par de la chaleur et une sueur abondante se déclara. Les douleurs augmentèrent en nombre et en intensité ; les intervalles furent moins longs ; mais vers la nuit, elles diminuèrent et cessèrent encore une fois.

Le 30 avril la femme fut dans une apyrexie complète, se plaignant seulement d'un peu de mal de tête.

Alors, les deux doigts pénétrèrent très facilement dans l'orifice, et au toucher, les deux pieds croisés, couverts de membranes peu tendues, se présentèrent dans une position calcanéo-iliaque droite antérieure. La mère assurait ne plus sentir les mouvements de son enfant, pourtant les pulsations du cœur du fœtus s'entendaient toujours en avant et à droite de la paroi abdominale.

L'introduction de la bougie fut répétée ; trois heures après, un accès fébrile avec ses périodes de frissons, de chaleur et de sueur profuse se déclara. Les douleurs se succédèrent régulièrement à peu d'intervalles, le travail avança, et le 1er mai, à une heure après-midi, un enfant vivant fut expulsé, et peu d'instants après l'arrière-faix. L'enfant, du sexe mâle, d'une longueur de 43 centimètres, pesait 2250 grammes. Le diamètre transverse ou bi-pariétal de la tête, ronde et petite, avait une dimension de 8 centimètres. La peau était couverte de duvet. L'enfant respirait bien et ne tarda pas à jeter les hauts cris. L'état de l'accouchée était satisfaisant et sa joie fut immense d'avoir mis au monde un être vivant. L'accès fébrile ne se déclara plus le lendemain, et les suites des couches se terminèrent normalement. L'enfant vécut, grâce à beaucoup de soins.

III.

Johanna Troos, âgée de quarante ans, d'une taille moyenne, fut délivrée à sa première grossesse, en 1836, au moyen de la craniotomie. A la suite de l'opération, une fistule vésico-vaginale, qui existe toujours, se forma.

En 1838, un second accouchement fut terminé par le levier et le forceps : l'enfant était mort. En 1840, elle accoucha vers le huitième mois d'une nouvelle grossesse, sans cause connue, d'un enfant prématuré, qui est encore vivant. Son quatrième accouchement, qui eut lieu en juin 1848, nécessita, après de vains efforts, par le levier et le forceps, la perforation du crâne. En 1845, enceinte pour la cinquième fois, elle suivit les conseils de M. Lehmann, qui avait assisté l'accoucheur ordinaire à la précédente opération, et se décida pour l'accouchement prématuré artificiel. Le bassin rachitique était rétréci au deuxième degré ; la distance de l'angle sacro-vertébral à la partie inférieure de la symphyse pubienne était de 8 centimètres, le sacrum s'offrait fortement courbé en arrière, le bassin total présentait peu de profondeur, les diamètres du détroit inférieur étaient plus larges qu'à l'ordinaire. Vers la trente-deuxième semaine de la grossesse, et comme l'état général de la santé de la femme était satisfaisant, on commença l'opération par l'introduction d'une éponge préparée à la cire, le 18 septembre. Le lendemain, un accès fébrile se déclara, commençant par des frissons dans le dos et accompagné de légères douleurs périodiques dans les reins et le bas-ventre.

L'éponge ordinaire, qui retint l'éponge préparée dans l'orifice utérin, dut être retirée, parce qu'il y avait infiltration continuelle d'urine par la fistule, et parce que la muqueuse vaginale, était chaude et se gonflant, devenait très sensible. Les douleurs furent irrégulières et persistèrent, ainsi que l'état fébrile, pendant quelques jours, quoique le travail ne fit aucun progrès. La patiente, inquiète, doutait du résultat, et l'accoucheur, dans la crainte des prodrômes d'une métrite et peut-être d'une fin mortelle, comme dans la première observation, dut s'abstenir de tentatives ultérieures pour provoquer l'accouchement, et se décider, à cause de l'irritation de la matrice à laisser tout aux soins de la nature. Ce ne fut qu'après quinze jours, et grâce à une intelligente médication antiphlogistique, que la sensibilité persistante de l'utérus, la réaction fébrile et une dysurie gênante furent domptées. Alors le bien-être général revint, et la grossesse, arrivée à terme, le 11 novembre, à quatre heures du matin, le travail commença, et après des douleurs très fortes et régulières qui durèrent pendant plus de douze heures, la tête, comme enclavée dans le détroit supérieur, dans une position occipito-iliaque gauche transversale, fut extraite au moyen du forceps et l'enfant naquit vivant. Les couches se terminèrent sans circonstances fâcheuses. L'enfant du sexe féminin, pesait à peu près 3 kilogrammes, et les diamètres de la tête étaient bien moins développés qu'à l'ordinaire.

IV.

Christina Swart, âgée de trente-huit ans, enceinte pour la première fois, d'une taille moyenne et d'une constitution lymphatique, se rendit à l'hopital de Saint-Pierre, à Amsterdam, dans le mois d'Avril 1847.

Elle boitait depuis son enfance, d'une luxation du femur droit. L'abdomen présentait une circonférence normale; l'inclinaison du bassin était considérable. Au toucher, la pointe du sacrum et le promontoire étaient atteints très facilement par le doigt explorant; la distance de l'angle sacro-vertébral à la partie inférieure de la symphyse du pubis (conjugata inclinata) était de 9 centimètres; le diamètre transverse du détroit inférieur avait sa dimension normale, mais le diamètre antéro-postérieur du même détroit était plus petit qu'à l'ordinaire: il paraissait donc que, par la grande courbure du sacrum, les diamètres sacro-pubien et coccy-pubien avaient diminué de dimension. Le col utérin, long de 2 centimètres, était gros et mou; l'orifice externe en était ouvert. Quoique la femme ne pût nous donner des renseignements bien exacts, nous la supposions dans le huitième mois de sa grossesse. Les pulsations du cœur du fœtus étaient entendues en bas, en avant et à gauche de la paroi abdominale. L'état général de sa santé était satisfaisant. Dans ces circonstances, surtout avec une position avantageuse du col utérin, nous pensâmes avoir le droit de tenter l'opération de l'accouchement prématuré, et nous la commençâmes, le 11 avril, par l'introduction de l'éponge préparée. Vingt-quatre heures après, les horripilations, les frissons et l'état fébrile se déclarèrent avec de légères douleurs dans les reins et dans le bas-ventre. Lorsque l'éponge primitive fut changée contre une plus grosse, on observa une augmentation de la température du vagin avec une sécrétion anormale et l'amincissement du col utérin. Les douleurs intermittentes continuèrent pendant deux jours, sans que le travail avancât sensiblement. Le 14 avril l'éponge fut encore changée contre une autre plus grosse, à l'aide du dilatateur de Busch. Le lendemain, la réaction fébrile se déclara par une période de froid, qui dura une demi-heure. L'activité de l'utérus augmenta, et les douleurs se succédèrent avec des intervalles réguliers. Lorsque le col fut dilaté de 2 centimètres et demi, on sentit distinctement la tête recouverte d'une petite poche des eaux. Tout semblait donc présager un accouchement régulier et qui se terminerait en peu de temps ; mais, pendant la nuit, les douleurs intermittentes se changèrent en douleurs continuelles, et tous les symptômes d'une métrite commençante se présentèrent. Le 16 avril au matin, l'examen de la malade offrait les conditions suivantes : dyspnée continuelle, stase veineuse aux mains, température du corps diminuée. On pratiqua une saignée ; la poche des eaux ayant été rompue, il en résulta pour la femme un notable soulagement ; les douleurs devinrent plus régulières et plus fortes, et, à 3 heures après-midi, la tête fut expulsée dans une position occipito-illaque gauche antérieure. L'enfant du sexe mâle vint au monde asphyxié. Bientôt les moyens usités le firent inspirer profondément et jeter les hauts cris. Sa longueur était de 44 centimètres ; il pesait 2 kilogrammes et demi. Le diamètre bi-pariétal présentait une dimension de 8 centimètres ; le trachélo-bregmatique était de 8 centimètres et demi ; l'occipito-frontal avait 11 centimètres, et l'occipito-mentonnier 12 centimètres et demi.

Environ huit heures après l'accouchement, l'enfant succomba à des convulsions. A l'autopsie, on trouva une exsudation sanguinolente à la circonférence comme à la base du cerveau.

L'accouchée était très fatiguée : le 17 avril, les symptômes apparents d'une métro-péritonite se déclarèrent de plus en plus, et elle succomba le 18 avril, trente-six heures après l'accouchement.

A l'autopsie, on trouva une exsudation floconneuse, sanguino-purulente dans la cavité abdominale, et les symptômes anatomo-pathologiques d'une endométrite de la partie du col surtout qui correspondait au tampon introduit. La diagnose du degré de rétrécissement du bassin n'était confirmée qu'en partie. La dimension du diamètre sacro-pubien était encore de 9 centimètres, celle du coccy-pubien de 8 centimètres ; les diamètres transverses s'offraient normaux ; le sacrum était très fortement courbé ; la profondeur de la concavité était de 3 centimètres.

L'os innominé gauche était bien conformé, le droit un peu moins développé; l'iléum présentait moins d'inclinaison qu'à l'ordinaire et était fortement excavé ; les tubérosités sciatiques se portaient en avant ; la hauteur du petit bassin à droite était de 8 centimètres ; l'acétabule était vide, couvert par le ligament et transformé en fosse triagonale, de la profondeur de 2 centimètres ; la tête du fémur reposait sur l'iléum juste au-dessus de l'acétabule, elle était enfermée par le ligament et consolidée sur la partie plane de l'iléum, couverte de cartilage, mais nullement excavée.

La tête du fémur avait conservé sa forme ronde naturelle ; elle était seulement un peu aplatie à la surface interne. Il est donc probable que la luxation n'était pas congénitale.

V.

Catharina Postumus, âgée de trente-huit ans, d'une taille très petite et d'une constitution lymphatique, n'avait commencé à marcher qu'à l'âge de trois ans. Elle avait subi, en 1838, à son premier accouchement, une perforation du crâne du fœtus très difficile, à cause du rétrécissement du bassin. Après l'heureux résultat de cet accouchement, son accoucheur, dans le cas d'une nouvelle grossesse, lui conseilla l'accouchement prématuré artificiel. Cette opération fut pratiquée sur elle, en 1840, pour la première fois, par l'introduction d'une bougie ordinaire de cire par les orifices, avec un résultat complètement heureux pour la mère comme pour l'enfant. Trois fois encore, et de la même manière, en 1842, 1843 et

1844, cette femme accoucha prématurément. En 1846, enceinte pour la sixième fois, elle eut recours à un autre accoucheur. Celui-ci, d'après ce que la malade raconta, essaya plusieurs fois de rompre les membranes et de provoquer les contractions utérines, mais toujours en vain, jusqu'à ce qu'enfin, ne tentant plus rien, on se décida à attendre tranquillement le terme de la grossesse. Dans l'intervalle, la patiente crut devoir s'adresser à M. Lehmann, qui, sans l'en avertir, et pendant le toucher, ouvrit l'orifice interne avec son doigt et décolla les membranes dans la circonférence de l'orifice. Vingt-quatre heures après, un travail régulier se déclarait, et un enfant mort fut expulsé. Il était presque à terme et ostensiblement mort pendant l'accouchement. L'opération avait été faite trop tard, à peu près quinze jours avant le terme normal de la grossesse.

En 1848, enceinte pour la septième fois, dans la trente-quatrième semaine de sa grossesse, le 11 mars fut le jour fixé pour l'opération. La grossesse n'offrait rien d'anormal; il y avait eu de grosses varices aux extrémités inférieures, mais l'état général de la santé ne laissait rien à désirer. Les pulsations du cœur du fœtus étaient entendues à gauche sous l'ombilic. Le vagin était large, humide ; le col utérin présentait une longueur de 2 centimètres, il était mou ; l'orifice externe était ouvert, l'interne encore fermé ; la tête se présentait mobile au-dessus du détroit supérieur. Le bassin portait les traces du rachitisme précédent, le sacrum était fortement courbé en arrière ; le promontoire, ainsi que la première vertèbre sacrée, étaient facilement atteints par le doigt ; le diamètre antéro-postérieur incliné (conjugata inclinata) avait une longueur de 8 centimètres et demi ; le bassin présentait une forte inclinaison ; les diamètres du détroit inférieur étaient larges. A cinq heures après-midi, l'orifice interne fut ouvert par le doigt, le col fut facilement atteint, et les membranes furent décollées dans la circonférence de l'orifice. En même temps, on ordonna les pilules suivantes :

R. Secale cornut., 6 grammes ; extr. al. aquos., 4 grammes ;

extr. liquir. q. s. pour faire 60 pilules. A prendre : 5 pilules toutes les deux heures. Vers le soir, et surtout après l'usage des pilules, de légères douleurs se manifestèrent dans le bas-ventre; mais elles cessèrent pendant la nuit. Le 15 mars, à midi, la dilatation de l'orifice par le doigt fut répétée, et en même temps une bougie de cire, de 24 centimètres de longueur, fut introduite entre les membranes et la paroi interne et antérieure de l'utérus, à une hauteur de 16 centimètres, pour détacher les membranes dans une plus grande circonférence. Elle fut retirée immédiatement teinte de stries sanguinolentes. L'usage des pilules est continué. Après six heures apparaissaient des douleurs légères, intermittentes, qui continuèrent pendant la nuit, accompagnées d'une réaction fébrile modérée. Les douleurs augmentèrent progressivement d'intensité, et le 16 mars, à huit heures du soir, la tête fut expulsée dans une position occipito-iliaque gauche antérieure. L'arrière-faix fut retiré du vagin un quart-d'heure après. L'enfant, du sexe mâle, respirait bien, présentait une longueur de 43 centimètres, et pesait à peu près 2 kilogrammes et un quart.

En 1850, une huitième grossesse a été troublée fréquemment par des accès de fièvre intermittente. La demeure actuelle de la femme était très humide et dans la proximité de l'eau. Lorsque la grossesse eut atteint la trente-quatrième semaine, l'opération de l'accouchement prématuré fut pratiquée pour la septième fois. Le 14 avril, à midi, l'accoucheur essaya d'introduire une bougie de gutta-percha, de la grosseur et de la longueur ordinaires, par l'orifice utérin interne; mais l'orifice étant fermé et ayant offert assez de résistance, la bougie ramollie céda et fléchit. On la changea contre une autre bougie préparée à la cire. Celle-ci, après avoir été introduite à une hauteur de 24 centimètres par les deux orifices utérins, fut retirée sur-le-champ, teinte de quelques stries sanguinolentes, sans que, d'ailleurs, la femme s'aperçût de l'introduction. Des douleurs fortes et régulières se déclarèrent dans la nuit, et la tête fut expulsée le 15 avril, à quatre heures après-midi, dans une position occipito-iliaque gauche antérieure. Le placenta fut retiré un quart-d'heure plus tard. L'enfant, du sexe mâle, respirait bien ; il était âgé de huit mois à peu près, il avait une longueur de 44 centimètres, du sommet de la tête aux pieds, et pesait 2 kilogrammes et demi.

La circonférence moyenne de la tête (circonférence occipito-frontale) est de 32 centimètres; la plus petite, ou circonférence sous-occipito-bregmatique, est de 30 centimètres. Les testicules sont descendus dans le scrotum ; la figure est encore couverte d'une grande quantité de duvet. La santé de la mère était satisfaisante ; le neuvième jour après l'accouchement, la fièvre intermittente reparaissant, elle fut combattue avec succès par des doses réitérées de sulfate de quinine; mais après plusieurs récidives de la fièvre tertiaire, la mère succomba quelques mois plus tard dans un état d'hydropisie.

Ses six enfants sont encore tous vivants.

VI.

J. B. K. âgée de trente-neuf ans, d'une taille ordinaire, a été atteinte dans son enfance de rachitisme. La moitié inférieure de son corps était beaucoup trop courte, en proportion de la supérieure. Les fémurs et les tibias étaient arqués; la colonne vertébrale offrait une ensellure très marquée, c'est-à-dire que la région lombo-sacrée était très concave. L'entrée du bassin était réniforme et le diamètre antéro-postérieur rétréci. De l'angle sacro-vertébral à la partie inférieure de la symphyse pubienne, il y avait une distance de 8 centimètres; le bassin avait peu de profondeur, l'arcade du pubis était large.

Le premier accouchement de cette femme, en 1839, a été très laborieux; il fut terminé par la perforation du crâne et par l'extraction du fœtus au moyen du crochet mousse.

Dans le cas d'une seconde grossesse, son accoucheur lui avait conseillé la provocation de l'accouchement prématuré. En effet, dans la trente-deuxième semaine d'une seconde grossesse, laquelle avait eu un cours très régulier, au mois d'avril 1841, à dix heures du matin, l'orifice utérin interne fût ouvert par l'extrémité du doigt et aussitôt on introduisit dans la matrice, à une hauteur de 18 centimètres, une bougie ordinaire de cire. Six heures après cette opération, un accès de fièvre avec frissons s'étant déclaré, accompagné de douleurs dans le bas-ventre et dans les reins, le vagin devint humide et l'orifice utérin se dilata de 2 centimètres. La tête couverte de membranes flasques se trouvait mobile à l'entrée du bassin.

Le travail se continua régulièrement pendant la soirée et dans la nuit. Le lendemain, le col était entièrement effacé et une poche des eaux volumineuse se présentait.

Comme les douleurs diminuèrent et cessèrent bientôt complètement, on eut recours à la version pelvienne, et un enfant du sexe mâle, âgé de huit mois environ, fut extrait vivant. Cet enfant refusant, après quinze jours, de prendre le sein, dépérit insensiblement et mourut un mois plus tard.

En 1843, la même femme devient enceinte pour la troisième fois. On avait déjà décidé l'époque de l'opération, lorsque dans le sixième mois environ de sa grossesse, un avortement eut lieu, à la suite de vives impressions morales. Le placenta qui avaient contracté des adhérences très intimes avec la matrice dût être retiré, quelques heures plus tard, par l'intervention de l'art, à cause d'une forte métrorrhagie.

En 1845, une quatrième grossesse se termina encore par l'avortement, suivi d'enchatonnement du placenta. Ce fut en vain qu'on administra des opiacés à haute dose, et d'autres moyens. Le neuvième jour, probablement à la suite de l'usage du seigle ergoté, un placenta de peu de dimension fut enfin expulsé, pendant une métrorrhagie assez vive.

En 1847, la cinquième grossesse se termina dans le mois de juillet, par un accouchement prématuré. L'enfant du sexe mâle sortit vivant, mais il succomba quelques minutes après. Il y eut encore enchatonnement du placenta, qui ne fut expulsé qu'à sept semaines et deux jours après l'accouchement. Nonobstant son long séjour dans la cavité utérine, le placenta était très frais et ne présentait aucune trace de décomposition. Il paraissait avoir été nourri pendant tout ce temps, et présentait une épaisseur de 2 centimètres sur 10 centimètres de largeur. La femme qui, pendant tout le temps, n'avait cessé de vaquer aux soins de son ménage, avait souffert deux fois d'un accès de fièvre intermittente tertiaire, dompté chaque fois par l'usage du sulfate de quinine.

Dans l'été de 1849, elle accoucha, et encore prématurément, de deux jumeaux. Le placenta retenu, n'a pu être retiré, malgré tous les moyens, que deux jours après l'accouchement et pendant une hémorrhagie très vive. Depuis ce temps, la menstruation se fait d'une manière irrégulière.

En 1850, enceinte pour la septième fois, l'accoucheur fixa le commencement du mois d'octobre, comme l'époque la plus favorable à la provocation de l'accouchement prématuré. Le 10 février, la menstruation avait paru, mais en bien petite quantité, tandis qu'en janvier, elle avait été supprimée totalement.

La circonférence de l'abdomen était énorme, l'inclinaison très forte, le fond de l'utérus s'élevait à deux travers de doigt au-dessus de l'anneau ombilical. Les bruits du cœur du fœtus sont entendus distinctement des deux côtés de la paroi abdominale. Le vagin est large, le col a une longueur de 2 centimètres, l'orifice utérin externe est facilement atteint par le doigt ; on ne sent pas de partie fœtale qui se présente.

Le 2 octobre, l'accoucheur tâcha de pénétrer avec le doigt dans l'orifice interne et de détacher les membranes dans la plus grande circonférence possible, avec l'intention d'introduire le lendemain une bougie. Mais dans la soirée, le travail commençait déjà. Le col était dilaté de 2 centimètres, une petite poche des eaux s'était formée, et la tête se présentait au détroit supérieur, dans une position occipito-iliaque gauche antérieure. Les douleurs étaient régulières, et le travail continua pendant la nuit. Le 3 octobre, à midi, le col fut effacé complètement ; la poche des eaux se forma, et comme les douleurs diminuèrent successivement, la version pelvienne fut pratiquée, et l'enfant extrait vivant. Le placenta fut retiré aussitôt, car les contractions spasmodiques de l'orifice utérin faisaient craindre l'enchatonnement de l'arrière-faix. L'enfant du sexe mâle, était petit et peu développé, d'un âge certainement au-dessous de huit mois. Les testicules étaient descendus dans le scrotum, mais le visage, ainsi que la peau des extrémités, se montraient couverts de beaucoup de duvet; sa longueur était de 42 centimètres; il pesait 2 kilogrammes et un quart. Cet enfant ne vécut que vingt-quatre heures. La santé de la mère ne fut aucunement altérée. Il est vrai de dire que, par la menstruation irrégulière, l'époque favorable à l'opération ayant été mal calculée, elle fut pratiquée quelques semaines trop tôt.

VII.

A. B. W., âgée de trente-trois ans, de petite taille, d'une constitution débile et lymphatique, a été atteinte pendant son enfance de rachitisme. Les fémurs arqués, la région lombo-sacrée concave, et le sacrum fortement courbé en avant (lordosis), étaient autant d'indices de la maladie précédente.

Le bassin se présentait vicié par excès d'étroitesse générale; pourtant ce vice était surtout prononcé au détroit supérieur. La distance qui sépare l'angle sacro-vertébral de la partie inférieure de la symphyse du pubis (conjugata inclinata), mesurée exactement et à plusieurs reprises, était de 7 centimètres et demi ; l'angle sacro-vertébral ne se trouvait pas en face de la symphyse pubienne, mais quoique proéminent, il était déjeté du côté gauche, de manière à rétrécir l'entrée du bassin irrégulièrement, sans symétrie, et de telle façon que l'intervalle sacro-cotyloïdien gauche présentait moins d'ampleur que celui du côté droit.

Le doigt explorant circonscrivait entièrement, et avec facilité, l'espace du détroit supérieur ; le diamètre transverse de l'entrée du bassin avait une longueur de 11 centimètres; l'arcade du pubis était étroite; le diamètre transverse entre les tubérosités de l'ischion avait 9 centimètres et demi; le petit bassin avait une grande profondeur. Le premier accouchement de cette femme, en mai 1847, avait été très laborieux. Après un travail continu de 48 heures, et la mort de l'enfant reconnue, l'accoucheur pratiqua la perforation du crâne du fœtus pour l'extraire ensuite au moyen du crochet mousse. L'enfant, du sexe féminin, était à terme et de la longueur et pesanteur ordinaires.

En 1849, enceinte pour la seconde fois, cette femme consentit à la provocation de l'accouchement prématuré. On choisit le commencement du mois d'octobre, comme l'époque la plus favorable à l'opération. Elle était dans la trente-troisième semaine de sa grossesse, puisque la dernière menstruation avait eu lieu vers la moitié du mois de février. La grossesse avait suivi son cours régulier, à l'exception de quelques accès de névralgie du nerf trifacial gauche.

La circonférence de l'abdomen était normale, l'inclinaison assez forte, les bruits du cœur du fœtus étaient entendus en bas, en avant et à gauche de la paroi abdominale. Le vagin était étroit, le col utérin, d'une longueur de 2 centimètres, était à une hauteur très élevée à gauche et en arrière, l'orifice utérin externe était ouvert et l'interne fermé. Le doigt explorant ne sentait pas de partie fœtale qui se présentât. Le 1er octobre on prescrivit les pilules suivantes : ℞ secale cornut : 0 grammes; Extr. al : aquos : 4 grammes ; Extr. liquir : q. s. pour faire 60 pilules ; à prendre trois pilules toutes les deux heures. L'usage de ces pilules fut suivi bientôt de légères douleurs dans les reins et de selles abondantes.

Le 2 octobre l'orifice interne fut ouvert à l'aide d'une bougie de cire très mince, car le doigt ne pouvait y atteindre, à cause de la position élevée du col utérin. L'accoucheur essaya de pousser la bougie en avant dans la matrice, mais sans succès, car la bougie mince fléchissait. Elle dût être immédiatement retirée. L'usage des pilules fut continué sans qu'il en résultât une réaction notable. Le 3 octobre, à midi, une bougie plus grosse et de 7 millimètres de diamètre, fut introduite dans l'utérus à une hauteur de 20 centimètres. Retirée sur le champ, elle était teinte de stries sanguinolentes. Dans la soirée survint une réaction fébrile modérée, précédée de légers frissons et accompagnée de douleurs intermittentes dans le bas-ventre et dans la région des reins. Le 4 octobre, le vagin était plus humide ; les deux orifices étaient bien ouverts ; le vertex couvert de membranes flasques était mobile sur le détroit supérieur ; les douleurs étaient peu fortes.

La même bougie fut alors introduite une seconde fois. Les douleurs, la dilatation du col augmentèrent, et la poche des eaux se forma. A minuit la dilatation du col était complète, les membranes tendues se rompaient, mais la tête restait toujours à l'entrée et ne pénétrait dans le bassin que le lendemain à six heures du matin, dans une position occipito-iliaque gauche antérieure. A huit heures l'enfant naissait vivant, l'arrière-faix était expulsé immédiatement après.

L'enfant, du sexe féminin, d'une longueur de 46 centimètres, pesait 2 kilogrammes et demi. Il était âgé de huit mois, le visage était couvert de duvet. On trouva une tuméfaction considérable sur le pariétal droit. L'accouchée se trouvait bien fatiguée. Les suites des couches furent naturelles ; le premier jour la matrice fut assez sensible. L'enfant prit bientôt le sein et se développa parfaitement. Agé de six mois, il mourut d'une broncho-pneumonie.

En 1850, cette dame, enceinte pour la troisième fois, mais cédant aux préjugés religieux de sa famille, attendit le terme de sa grossesse. Le 11 octobre, les douleurs préparantes se déclarèrent et le 12, au matin, dans la seconde période de l'accouchement, le ministère de M. Lehmann fut invoqué. Les bruits du cœur du fœtus étaient entendus distinctement en bas, en avant et à gauche de la paroi abdominale ; la tête se présentait dans une position occipito-iliaque gauche transversale. Après un travail continu de quarante-huit heures et par d'énergiques contractions, un enfant mort fut à la fin expulsé. Il était du sexe mâle, à terme, d'une longueur de 49 centimètres, pesant 3 kilogrammes, et positivement mort pendant l'accouchement. Une tuméfaction considérable se trouvait au pariétal droit. Les dimensions de la tête avaient les mesures ordinaires.

En 1851, madame W., enceinte pour la quatrième fois, exprima le vif désir de se soumettre à la provocation de l'accouchement prématuré. A peu près sept semaines avant le terme de la grossesse, le 20 août, une bougie de cire fut introduite dans la matrice, sans aucune préparation.

La circonférence de l'abdomen n'était pas grande, l'inclinaison était forte, le fond de l'utérus se trouvait à un travers de doigt au-dessus de l'anneau ombilical. Les bruits du cœur du fœtus n'étaient pas très distinctement entendus. Le vagin était large, humide ; on atteignit facilement le col utérin, l'orifice externe laissait pénétrer l'extrémité du doigt, l'interne était fermé. La tête était sentie mobile sur le détroit supérieur. La bougie fut introduite, tandis que la femme était debout, mais l'orifice interne offrant quelque résistance, la bougie fléchit, et ne pût être poussée dans la matrice qu'à une hauteur de 6 centimètres. Ni douleurs, ni réaction fébrile ne se déclarèrent. Le 21 août, l'opération fut répétée, la femme couchée sur le côté droit; une bougie d'une longueur de 27 centimètres sur 7 millimètres d'épaisseur, fut poussée dans la matrice par les deux orifices, et le long de la paroi antérieure, direction qu'elle suivit d'elle-même, à une hauteur de 20 centimètres. Retirée immédiatement, elle était fortement teinte de stries sanguinolentes. Dans la soirée, de légères douleurs se déclarèrent, et le 22 août, à midi, un accès fébrile survint. La femme s'occupait de ses affaires de ménage comme à l'ordinaire. Pour la troisième fois, une bougie un peu plus épaisse fut introduite dans l'utérus, à une hauteur de 24 centimètres. La femme s'aperçut à peine de l'opération. Dans la soirée, les douleurs devinrent plus intenses, et continuèrent pendant la nuit, à des intervalles assez éloignés. Le 23 août, à midi, le vagin était humide, et l'orifice utérin dilaté de 2 centimètres ; il se présentait une petite poche des eaux. Les douleurs augmentèrent lentement, et le travail continua toujours ; à minuit, la poche des eaux se rompit, et deux heures après, l'enfant vint vivant au monde, à la suite de vives contractions utérines. L'arrière-faix fut retiré après un quart-d'heure. Les suites des couches furent naturelles. L'enfant était du sexe mâle, âgé de huit mois, d'une longueur de 45 centimètres, pesant 2 kilogrammes et demi. La circonférence moyenne du crâne (circonférence occipito-frontale) était de 30 centimètres, la plus petite ou circonférence sous-occipito-bregmatique de 28 centimètres. L'enfant dormit beaucoup dans les deux premiers jours ; mais il prit bientôt le sein. A l'âge de quinze jours, il succomba subitement, dans la nuit, à de violentes convulsions.

VIII.

N. T., âgée de trente-deux ans, de taille ordinaire, accoucha pour la première fois, en 1847, d'un tout petit enfant, prématuré, vivant. Un second accouchement fut observé à l'hôpital de Saint-Pierre, à Amsterdam.

Après un retard mécanique de plus de vingt-six heures, à cause d'un rétrécissement considérable de l'entrée du bassin, un enfant à terme fut à la fin expulsé mort. Les os du crâne offraient une énorme réductibilité, le diamètre bi-pariétal était de 6 centimètres ; l'enfant pesait 3030 grammes et avait une longueur de 49 centimètres. Les suites des couches furent naturelles. Dans le cas d'une seconde grossesse, on conseilla à cette femme de se rendre à l'hospice, à une époque convenable. Le 14 novembre 1851, elle y arriva, enceinte pour la troisième fois. L'état général de sa santé était satisfaisant, pourtant il y avait une légère affection catarrhale des voies aériennes. Les menstrues avaient paru pour la dernière fois au commencement du mois de mars.

L'examen scrupuleux du bassin donna le résultat suivant. La distance entre l'angle sacro-vertébral et la partie inférieure de la symphyse (conjugata inclinata), mesurée par les deux doigts et à l'aide du pelvimètre de Beck, offrait une longueur de 8 centimètres et demi. L'angle sacro-vertébral et les deux vertèbres sacrées supérieures s'atteignaient facilement avec le doigt. Les dimensions du détroit inférieur étaient normales ; l'inclinaison du bassin était forte, la circonférence de l'abdomen était peu volumineuse, le fond de l'utérus se trouvait à deux travers de doigt au-dessus de l'ombilic. Les bruits du cœur fœtal s'entendaient distinctement en bas, en avant et à gauche de l'abdomen. Le vagin était large et humide ; le col utérin facilement atteint, épais et mou ; on ne sentait pas de partie fœtale qui se présentât. Le 22 novembre, quatre semaines avant le terme ordinaire de la grossesse, l'orifice utérin interne fut ouvert par le doigt, et une bougie de cire de 7 millimètres de diamètre, introduite dans l'utérus. Retirée aussitôt, elle était teinte d'un mucus sanguinolent. L'opération fut terminée en moins de deux minutes, sans que la femme eût rien ressenti. Dans la soirée, de légères douleurs périodiques survinrent, un accès de fièvre se déclara. La femme passa une partie de la nuit dans un sommeil bienfaisant. Le 23 novembre, de légères douleurs continuèrent à se faire sentir à des intervalles réguliers ; l'utérus était contracté, le vagin humide ; le col avait une longueur d'un centimètre ; les deux orifices étaient ouverts, et la partie qui se présentait était mobile à l'entrée. Dans la journée, les douleurs augmentèrent continuellement. Le soir, à huit heures, la dilatation fut de 5 centimètres, l'extrémité pelvienne pénétra dans l'entrée, et à dix heures, l'enfant sortit vivant. Un quart d'heure plus tard, le placenta fut retiré, et la matrice se contracta bien. L'enfant, du sexe féminin, âgée d'environ huit mois, plus petite qu'on ne l'aurait cru, était d'une longueur de 42 centimètres, et ne pesait que 1530 grammes. La circonférence moyenne du crâne était de 30 centimètres, la circonférence sous-occipito-bregmatique de 29 centimètres, et le diamètre bi-pariétal de 8 centimètres. Sur la fesse gauche, une tumeur considérable s'était formée. Deux heures après l'accouchement, l'enfant commença à gémir, et succomba peu de temps après, probablement à la suite d'une faiblesse générale. L'autopsie ne nous apprit rien relativement à la cause de la mort.

Les suites des couches furent heureuses et quinze jours après son accouchement, la femme, rétablie, quitta l'hospice.

IX.

J. H. v. M., âgée de trente-quatre ans, de taille moyenne et d'une forte santé, ne se souvenait pas d'avoir été atteinte de rachitisme dans son enfance; sa constitution n'en portait pas les traces, cependant l'entrée du bassin était considérablement rétrécie chez cette dame. La distance du promontoire à la partie inférieure de la symphyse était de 8 centimètres, l'inclinaison du bassin forte, la région lombo-sacrée très concave. Un premier accouchement, en 1837, très laborieux, selon son récit, avait été terminé par l'application du forceps. Un enfant mort avait alors été extrait. Deux années plus tard, madame v. M., accoucha prématurément, après un travail très long, d'un enfant mort. Veuve, elle s'était remariée en 1848. Le troisième accouchement, qui eut lieu le 1er octobre 1850, fut très difficile. Les efforts des accoucheurs réunis furent impuissants pour extraire, au moyen du forceps, la tête du fœtus, laquelle, dans une position occipito iliaque transversale, était comme enclavée dans le détroit supérieur. La mort de l'enfant étant reconnue, M. Lehmann appliqua le céphalotribe, et la tête fut bientôt extraite, sans perforation préalable. L'enfant, du sexe mâle, avait une longueur de 54 centimètres et pesait 4 kilogrammes. Les suites des couches furent heureuses. Dans le cas d'une grossesse subséquente, l'accouchement prématuré artificiel fut conseillé à madame v. M. et la proposition en fut acceptée par elle.

En 1851, enceinte pour la quatrième fois, elle ne se souvenait pas de la dernière apparition des menstrues, mais elle avait senti les premiers mouvements de son enfant, dans les derniers jours d'août.

Présumant que la grossesse avait atteint la trente-quatrième semaine, on fixa l'opération au 2 novembre, à trois heures après-midi. La circonférence de l'abdomen était très volumineuse, l'inclinaison considérable, le fond de l'utérus à un travers de quatre doigts au-dessus de l'ombilic; la matrice contenait une grande quantité de liquide amniotique, les parois abdominales, minces, permettaient d'en observer la fluctuation. C'est probablement par cette cause que les bruits du cœur fœtal n'étaient pas bien entendus, cependant les mouvements du fœtus pouvaient être facilement distingués. Le vagin était large et humide, le col utérin, long de 2 centimètres, était à une hauteur assez élevée, en regard de la symphyse pubienne. L'orifice utérin externe était ouvert, on ne sentait pas de partie qui se présentât.

Une bougie de cire fut poussée en avant dans la matrice et sur-le-champ retirée. Elle était teinte de stries sanguinolentes. Cette opération fut terminée en une minute, sans causer la moindre douleur. Le lendemain au réveil, de légers frissons se déclarèrent, et en même temps des douleurs périodiques survinrent dans la région des reins.

Le 28 novembre, à trois heures après-midi, le pouls était accéléré modérément (90 pulsations à la minute), de légères douleurs se répétèrent à de longs intervalles; le vagin était humide, une petite poche des eaux se présentait à l'orifice utérin. On ne reconnaissait pas la partie fœtale qui se présentait.

Dans la soirée, les douleurs accrurent en intensité et en durée; à onze heures, la poche des eaux se rompit après la dilatation totale du col; à minuit, l'enfant qui présentait son siége dans une position sacro-iliaque gauche antérieure, fut expulsé vivant. Le placenta fut retiré du vagin un quart-d'heure plus tard et l'utérus se contracta fortement. L'enfant, du sexe mâle, respirait bien. Il était âgé de huit mois, d'une longueur de 42 centimètres et pesait 2250 grammes. Les testicules étaient descendus dans le scrotum, le visage était couvert de duvet.

La circonférence moyenne du crâne était de 31 centimètres, la sous-occipito-bregmatique de 30 centimètres. Le diamètre bi-pariétal avait une longueur de 8 centimètres.

A neuf heures du matin, l'enfant mourut subitement sans causes connues. Les suites des couches furent heureuses.

Le résumé de nos observations est, que l'accouchement prématuré a été provoqué artificiellement dix-huit fois chez neuf femmes.

Chez cinq femmes, dont une était *primipare*, (Obs. IV), l'opération a été pratiquée une seule fois, (Obs. I, III, IV, VIII IX.) ; chez trois autres femmes, deux fois, (Obs. II, VI, VII) ; enfin une femme l'a subi sept fois, (Obs. V).

Dans deux cas, le résultat a été mortel pour la mère, (Obs. I, IV) ; une seule fois l'opération a été faite sans succès (Obs. III) : trois enfants étaient morts en naissant, (Obs. I, II, V) ; dans un cas l'opération a été pratiquée trop tard, à peine quinze jours avant le terme normal de la grossesse (Obs. V); les quatorze autres enfants sont venus vivants au monde.

Sur ces quatorze enfants, trois ont succombé peu de temps après l'accouchement, à cause de leur grande faiblesse (Obs. VI, VIII, IX) ; quatre ont subi le sort auquel sont exposés tous les nouveaux-nés : le premier meurt huit heures après sa naissance dans de violentes convulsions (Obs. IV), le second, âgé de quinze jours, également dans des convulsions (Obs. VII) ; le troisième succombe au même âge, par atrophie (Obs. VI), et le quatrième est mort à l'âge de six mois, d'une pneumonie (Obs. VII).

Les sept autres enfants sont tous bien portants et le plus jeune a atteint actuellement l'âge de deux ans.

Dans l'Observation IIIe, où la provocation de l'accouchement prématuré a été faite sans succès, il est certain que le fœtus a dû la conservation de sa vie, au petit volume de sa tête, tandis que les autres accouchements avaient nécessité la craniotomie des enfants à terme ; un seul enfant, né prématurément, était venu vivant au monde. L'urine qui, par la fistule, pénétrait dans le vagin, est, sans aucun doute, la cause des symptômes inflammatoires qui ont empêché la réussite de la provocation de l'accouchement prématuré.

Dans la IVe Observation, l'autopsie n'a pas confirmé la diagnose du degré de rétrécissement du bassin. Le degré considérable d'inclinaison et le peu de profondeur du bassin, suite de la courbure excessive du sacrum, ont diminué la différence, qui existe normalement entre le diamètre antéro-postérieur du détroit supérieur (conjugata vera) et la distance, qui sépare l'angle sacro-vertébral de la partie inférieure de la symphyse pubienne (conjugata inclinata) ; c'est par cette cause qu'on a supposé au diamètre sacro-pubien une dimension plus petite qu'elle n'avait.

Revenons maintenant aux divers procédés opératoires, pour considérer quelle influence ils ont exercé sur la santé et sur la conservation de la vie de la mère.

Nous l'avons dit, il y a deux méthodes principales pour la provocation de l'accouchement prématuré : l'une où l'écoulement du liquide amniotique devance les contractions utérines ; l'autre où l'accoucheur se propose de provoquer les contractions de la matrice avant la perte des eaux de l'amnios.

La première méthode, conseillée par *John Clarke* et par *Scheele*, et qu'on suivait d'abord, a été complètement abandonnée depuis, à cause du danger qui résultait, pour l'enfant, de l'écoulement du liquide amniotique ; danger, que *M. G. Vrolik* attribue à la pression que l'utérus, après la perte des eaux, exerce sur le placenta ou sur le cordon ombilical (1).

La seconde méthode, comprend le procédé opératoire de *Kluge* (consistant dans la dilatation de l'orifice utérin par l'introduction d'une éponge préparée), et le procédé

---

(1) N. Verhandelingen van het Genootschap ter bevordering der Heel kunde IV. Ie Stuk. Amsterdam 1825.

de *Hamilton*, qui a pour but de provoquer les contractions de l'utérus en détachant les membranes du fœtus, sans les rompre, dans la plus grande circonférence possible autour de l'orifice utérin interne. Ce sont ces deux derniers procédés, que nous avons employés, dans tous les cas relatés aux observations précédentes.

Dans les quatre cas où nous avons mis en pratique le procédé de *Kluge*, et où nous avons tâché de provoquer l'accouchement prématuré par l'irritation du col utérin au moyen d'une éponge préparée à la cire, le résultat a été deux fois funeste à la mère (Obs. I, IV); une autre fois l'opération a dû être abandonnée entièrement à cause de son influence fâcheuse (Obs. III).

Dans les quatorze autres cas, le résultat le plus complet et le plus heureux a été obtenu par le procédé opératoire de *Hamilton*, au moyen d'une irritation momentanée du col, du corps et du fond de l'utérus, soit en décollant les membranes par le doigt seul, soit en les détachant par l'introduction d'une bougie de cire à une hauteur de seize à vingt centimètres.

Dans trois cas (Obs II, V, VII), l'action des moyens physiques a été secondée par l'administration de moyens dynamiques (seigle ergoté, combiné avec l'extrait aqueux d'aloës); dans onze autres, les moyens physiques ont suffi à provoquer l'accouchement.

C'est donc à la méthode opérative de *Hamilton*, méthode qui, selon *Reisinger* (1), a été la première pratiquée par *Merriman*, que nous devons les résultats les plus favorables. Examinons si la physiologie peut nous en donner l'explication; et, à cet effet, je reproduis ici la théorie que M. *Lehmann* a émise dans un mémoire sur l'accouchement prématuré artificiel, publié à Amsterdam, en 1848 (2).

---

(1) *Reisinger*. Die künstliche Frühgeburt als ein wichtiges mittel in der Entbindungsk : *Augsburg* und *Leipzig*, 1820.

(2) *L. Lehmann*. Beschouwingen over de door kunst verwekte baring, Amsterdam, 1848.

Si nous considérons l'action physiologique de l'accouchement, il n'est pas douteux que la cause efficiente en réside dans les contractions des parois utérines, et que le fœtus n'est pour rien dans son expulsion, quoique l'opinion des anciens, qui présumaient que le fœtus était le principal agent de sa sortie de la cavité utérine, ait été reproduite sérieusement dans les derniers temps par *Friedreich* (1).

La cause, qui détermine les contractions utérines à la fin de la grossesse ne réside pas dans la maturité du fœtus, ni dans le degré de son développement ou de son poids, ni dans l'étroitesse relative de la cavité utérine; elle dépend de la matrice seule, de l'état physiologique de cet organe, du développement de ses fibres musculaires et de ses nerfs moteurs.

Dans l'état normal, il y a certainement coïncidence entre la maturité du fœtus et l'activité contractive de l'utérus, et de cette manière l'entente est régulière et harmonique entre les fonctions du corps de la mère et celles du corps du fœtus; mais nous ne pensons pas qu'il existe pour cela, entre elles, une cause, un rapport direct.

La matrice est un organe dans lequel le mouvement est péristaltique; il s'y produit en dehors de notre volonté, par ses fibres musculaires, sous la dépendance du système nerveux ganglionnaire, secondé par l'action du système nerveux de la vie animale, à cause des rapports nombreux de la moëlle épinière avec les plexus spermatique et hypogastrique.

L'action des nerfs moteurs de l'utérus ne se produit spontanément que lorsque celui-ci a atteint son développement complet, c'est-à-dire, au terme normal de la grossesse; mais cette action peut être provoquée artificiellement et prématurément au moyen de stimulus dynamiques, organiques ou mécaniques.

L'irritation du col utérin par l'éponge préparée, détermine des contractions qui dilatent l'orifice utérin. Suivant la théorie de *Valentin*, ces contractions sont produites par la réflection

---

(1) *Henke*. Zeitschrift fur Staatsarzneikunde. Bd XXI, page 391.

de la sensation sur les organes centraux du système nerveux de la vie organique, et sur la moëlle épinière au moyen des filets du plexus sacré, qui se répandent dans le col utérin.

L'éponge, préparée à la cire, introduite dans le col utérin, en augmentant, comme corps étranger, la secrétion muqueuse des organes génitaux, en se ramollissant par le mûcus sécrété en grande quantité, n'agit donc pas seulement mécaniquement en déterminant la dilatation de l'orifice utérin par son gonflement ; cette dilatation est due, en grande partie, à la réaction de la matrice.

Plus le stimulus qui agit sur la moëlle épinière est fort et persistant, plusla réaction sera considérable ; et non seulement l'activité se déclarera dans l'organe dans lequel l'irritation a reçu l'impulsion primitive, c'est-à-dire dans la matrice, mais aussi dans tous les muscles qui reçoivent leurs nerfs moteurs de la partie moyenne et inférieure de la moëlle épinière, par conséquent dans les fibres musculairesde la vessie et du rectum.

De cette manière, on s'explique bien facilement les suites fâcheuses de la provocation de l'accouchement prématuré au moyen d'une éponge préparée à la cire : la dysurie, les ténesmes, le danger de l'inflammation de l'utérus ; lorsque l'éponge stationne longtemps dans l'orifice. Quand le stimulus mécanique n'est pas persistant, il ne suffit pas toujours à la provocation des douleurs nécessaires à l'expulsion du fœtus, et il faut souvent seconder son action, soit par la rupture des membranes, soit par l'usage de moyens dynamiques (1).

L'autopsie a confirmé la diagnose d'une endométrite, notamment dans l'observation quatrième, qui avait son siége principal dans la partie du col utérin, qui correspondait à l'endroit où l'éponge préparée avait été introduite et où elle avait séjourné.

---

(1) *Gazette médicale* de Strasbourg, 1843, n° 1. *Gazette médic.* de Paris, 1840 (mars). *Archiv. médic.* Belg. 1843 (décembre). *Boerhaave.* Tydschrift, 1841 (julij). *Schmidt.* Jahrbücher, Bd., xxxvij, page 190.

Par l'introduction d'une bougie de cire, opération utile, surtout dans les cas où, par sa position élevée au-dessus du détroit supérieur, le col utérin est difficilement atteint par le doigt, on remplit un double but.

Premièrement, on décolle les enveloppes du fœtus de la paroi utérine interne dans une très grande circonférence, sans rompre les membranes et sans que les eaux de l'amnios s'écoulent ; ensuite on stimule en même temps la paroi interne de l'utérus, et par conséquent d'une manière directe les nerfs moteurs de cet organe, d'où il suit que l'activité contractive se montre infailliblement et avec bien moins de réflection sur la moelle épinière.

Il y a donc une différence notable entre ces deux procédés opératoires, entre l'irritation du col utérin, au moyen d'une éponge préparée, et la provocation des contractions utérines par l'introduction de la bougie. Cette différence consiste principalement dans ce que, par la dernière méthode, la provocation centripète de l'accouchement, au moyen des nerfs de la sensibilité de l'utérus, ne joue qu'un bien faible rôle, et que l'accouchement est provoqué d'une manière directe et centrifuge, par l'irritation mécanique des filets périphériques des nerfs moteurs de la matrice ; tandis qu'au contraire, les contractions utérines provoquées par l'introduction d'une éponge préparée et l'irritation du col, doivent être considérées comme produites, d'une manière absolue, par la sensation réfléchie sur les ganglions et sur la moelle épinière.

L'action stimulante de l'éponge est en outre permanente, ou, du moins, d'assez longue durée ; celle qui résulte de l'introduction d'une bougie est vive, mais ne dure pas ; aussi est-ce notre conviction, que le danger de l'inflammation est en proportion directe de la durée de l'opération. Le succès, dans tous les cas où l'accouchement a été provoqué avant terme, par l'introduction d'une bougie, est pour nous une preuve suffisante que l'opération ne doit pas durer longtemps, si l'on veut qu'elle ait un heureux résultat : en deux fois, ou tout au plus en trois fois vingt-quatre heures, tout doit être terminé.

Donc, si une première introduction de la bougie ne suffit pas à la production d'une réaction convenable et à la provocation de contractions utérines assez énergiques, il faut qu'elle soit répétée immédiatement.

Après l'introduction d'une éponge ou d'une bougie dans l'orifice utérin, et généralement au moment où le travail commence, on voit toujours succéder un accès fébrile, précédé de frissons, et qui ressemble à un paroxysme de fièvre intermittente. Cet accès est quelquefois accompagné de nausées et de vomissements. Un tel accès fébrile n'a rien d'inquiétant, il se calme bientôt, et il a été observé toutes les fois que l'enfant a été expulsé vivant.

C'est donc à tort que, sur des bases hypothétiques, on a voulu y trouver un présage d'inflammation subséquente de l'utérus ou de la mort du fœtus.

La bougie étant introduite entre les membranes du fœtus et la paroi interne antérieure de l'utérus, il n'y a pas de crainte pour une hæmorrhagie occasionnée par la lésion du placenta.

Le placenta, dans la majorité des cas, n'a pas son implantation dans cet endroit ; dans le cas contraire, la résistance que l'accoucheur éprouverait, pendant l'introduction, lui rendrait facile de changer à temps la direction de la bougie.

On a recommandé et administré plusieurs autres moyens, tant dynamiques que mécaniques, pour provoquer les contractions utérines avant terme.

S'il existait des moyens dynamiques, par lesquels on put provoquer une activité contractive normale de l'utérus, ces moyens seraient de beaucoup préférables à tout procédé opératoire, et par leur usage, le but de l'opération serait atteint d'une manière bien plus simple et bien plus analogue à l'action de la nature ; mais non seulement les moyens dynamiques ne sont pas sûrs dans leur mode d'agir, mais encore les doses un peu fortes entrainent souvent des conséquences fâcheuses pour la santé de la mère et pour la vie du fœtus.

Aujourd'hui on n'en fait donc plus un usage exclusif; cependant le subborate de soude, le seigle ergoté combiné avec l'extrait aqueux d'aloës, comme dans les Observations IIe, Ve, et VIIe sont des moyens très utiles pour seconder les procédés opératoires.

Les frictions du fond et du col de l'utérus recommandées par *d'Outrepont,* dans le but de provoquer les contractions de l'organe, ne sont pas toujours suivies d'un résultat heureux, surtout si elles sont appliquées seules. Les douleurs provoquées par ce moyen sont généralement très faibles et cessent complètement dès qu'on interrompt les frictions. Combinées avec d'autres moyens, elles ont pu provoquer des douleurs assez intenses; mais ce n'était que chez des individus très sensibles (1).

On peut considérer comme une exception heureuse, les résultats qu'un accoucheur de Rotterdam, *M. Van Waggeninge,* a obtenus dans deux cas où les contractions utérines ont pu être provoquées et l'accouchement terminé (une fois en douze jours et une autre fois en sept jours) sans conséquences fâcheuses pour la mère et pour l'enfant, par l'usage exclusif du seigle ergoté combiné avec l'extrait aqueux d'aloës, en forme de pilules et en augmentant la dose successivement (2).

Ce médecin a publió, plus tard, un troisième cas où l'usage exclusif des moyens pharmaceutiques avait été insuffisant à provoquer les contractions utérines (3).

M. Meissner, de Leipsig, a proposé une modification, dans la perforation des membranes du fœtus, et au lieu de ponctionner l'œuf à son extrémité inférieure, dans la proximité de l'orifice utérin, il perfore les membranes à la partie la plus élevée, au fond de l'utérus. Il se sert, à cet effet, de la canule de *Hopkins,* longue de 32 centimètres et demi, d'une épaisseur

---

(1) *Naegele.* Lehrbuch der Geburtshülfe. Mainz, 1845; IIe Theil, p. 197.

(2) *Malgaigne.* Journal de chirurgie. 1846. T. IV, page 57. *Revue méd. chirugic.* de Paris, 1847. Décembre, page 357.

(3) Geneeskundige courant der Nederlanden, n° 18, 30 april 1848.

de 4 millimètres et présentant la courbe d'un segment de cercle de 40 centimètres de diamètre. La canule est pourvue d'un trois-quarts. L'instrument est introduit par l'orifice utérin et poussé en avant entre les membranes et la face interne et postérieure de la matrice à une hauteur de 27 centimètres. Les membranes sont alors percées et on laisse écouler environ quinze grammes de liquide amniotique. Des contractions énergiques se déclarent, vingt-quatre ou quarante-huit heures plus tard, et l'accouchement se termine par les efforts de la nature.

L'auteur possède, depuis 1835, quatorze observations où dans tous les cas, la mère et l'enfant furent sauvés. C'est un résultat magnifique, si on le compare à celui obtenu par les autres procédés opératoires.

En réfléchissant, on trouve une grande analogie entre le procédé de Meissner et l'introduction de la bougie, pour provoquer les contractions utérines.

Ainsi, n'est-il pas plus rationnel d'attribuer l'augmentation de l'activité de l'utérus à l'irritation de la paroi interne et des nerfs moteurs de cet organe, causée par l'introduction de l'instrument, que de croire que l'écoulement d'une si petite quantité de liquide amniotique ait une influence quelconque sur la provocation des contractions utérines (1)?

L'usage de la canule de *Hopkins* présente, en outre, quelque danger par son introduction entre les membranes et la paroi interne, mais postérieure de la matrice; une lésion du placenta ou de la paroi de l'utérus, par le trois-quarts, peut facilement arriver.

L'introduction d'un tampon dans le fond du vagin, méthode que M. Schöller de Berlin a fait connaître, est un procédé qui paraît bien simple, mais qui ne réussit pas toujours; il agit avec beaucoup de lenteur, et peut produire des consé-

(1) *L. Lehmann.* Beschouwingen over de door kunst vermekte Baring, page 22.

quences fâcheuses par l'irritation continuelle de la membrane muqueuse vaginale.

Une autre méthode opérative a encore été recommandée, il y a quelques années, par *Kiwisch vonRotterau* (1).

Pendant mon séjour, en 1847, à la division gynaecologique de l'hôpital de Vienne, en Autriche, j'ai vu employer ce procédé qui consiste dans l'administration de douches utérines.

Un jet d'eau, à la température de 28 à 34° R. est lancé, de dix à vingt minutes, et à des intervalles plus ou moins longs, dans le vagin jusqu'au col utérin, au moyen d'un appareil spécial, composé d'un réservoir placé à une certaine hauteur et d'un tuyau recourbé qui s'y adapte.

L'action des douches est très lente, et, par leur répétition continuelle, cette manière de provoquer les contractions utérines perd beaucoup de sa simplicité.

Dans les cinq observations publiées par *Julius Diesterweg*, de Berlin, le temps nécessaire à la provocation de l'accouchement, au moyen de ce procédé, a varié de quarante-quatre heures à vingt-deux jours, et le nombre des douches administrées, de cinq à soixante-treize ; quatre fois par jour, et généralement pendant vingt minutes, on appliquait une douche d'eau chaude (2).

Dans la pratique civile, il faut donc rejeter totalement cette manière de provoquer l'accouchement avant terme; pour un service d'hôpital, elle aura peut-être moins d'inconvénients.

Mais n'est-il pas à craindre que la répétition fréquente des jets d'eau chaude dans le vagin ne produise souvent une irritation fâcheuse des organes génitaux internes?

Il résulte donc de tout ce que nous avons dit, que jusqu'à ce jour, il n'y a pas de meilleure méthode, pour provoquer

---

(1) Beitrage zur Geburtskunde 1 abth. Würzburg, 1848.

(2) *L. Lehmann.* Verdient de warme Uterus-Douche als middel tot het vroegtijdig verwekken der baring de voorkeur boven iedere andere methode? Enz. Amsterdam, 1851, page 19.

l'accouchement prématuré, que celle qui consiste à introduire un doigt dans l'orifice utérin, et à le porter aussi haut que possible entre les parois de la matrice et les membranes, afin de décoller celles-ci sans les rompre, ou à détacher les enveloppes de l'œuf de la paroi utérine, à une hauteur plus élevée par l'introduction d'une bougie ordinaire de cire, en irritant en même temps la paroi interne de l'utérus, pour augmenter l'activité des nerfs moteurs de cet organe.

Cette méthode se distingue de toutes les autres par sa grande simplicité et par sa facile exécution.

Les résultats en sont infaillibles et sans conséquences fâcheuses pour la santé de la mère et pour la vie du fœtus.

Elle résume donc en elle les qualités qui manquent totalement ou partiellement aux procédés et aux modes opératoires qui ont été proposés dans les temps récents.

FIN.

www.ingramcontent.com/pod-product-compliance
Ingram Content Group UK Ltd.
Pitfield, Milton Keynes, MK11 3LW, UK
UKHW020452230726
13925UKWH00005B/1891